Éthique et pratique médicale

fondée par Richard Moreau
Collection dirigée par Roger Teyssou

La collection « Éthique et pratique médicale » est une tribune qui permet à tous les acteurs du monde de la santé, professionnels, enseignants, administrateurs, économistes et patients d'exposer leurs opinions, de décrire leur expérience et de proposer des solutions aux problèmes posés par une profession en pleine mutation, et ce en toute indépendance et en conformité avec la déontologie et les bonnes pratiques médicales.

Dernières parutions

Jacques JAUME et Nathalie RIVIÈRE, *L'Accompagnée*, 2024.
Éric BASEILHAC, *Mythologie du médicament*, 2024.
Mohamed Naceur KRIFI, *L'Homo-cobayeur. Expérimentations médicales* in*humaines*, 2024.
Olivier NKULU KABAMBA, *Le cancer et la sorcellerie. Narration d'un malentendu étiologique et clinique en médecine*, 2024.
Jacques JAUME et Nathalie RIVIÈRE, *Voyage au cœur du deuil,* 2023.
Michel BOLLA, *Cancer et parcours de soins, L'odyssée du malade*, 2023.
Olivier NKULU KABAMBA, *La réflexivité dans la relation soignant-soigné. Un regard éthique sur l'empathie*, 2023.
Marc BAUDET, Catherine DAUGAREIL, *Comprendre pour mieux prévenir les maladies cardio-vasculaires. Mieux vaut prévenir que guérir*, 2023.
Padrig MAHE, *Vers un mieux-vivre en EHPAD, Guide pratique pour déployer une Offre d'Activités et d'Animations (OAA)*, 2023.
Jacques MORNAT, *Presque tout sur la médecine en France. Pour mieux comprendre le système de santé*, 2023.
Michel BOURIN, *Faire face au polyhandicap*, 2023.
Dr Pierre MESTOUDJIAN, *La méthode facile pour arrêter de fumer du jour au lendemain, Le nouvel antidote du tabac*, 2023.
Thibaut COUSSENS-BARRE, *La patrimonialisation des collections d'échantillons biologiques*, 2022.

Le mourir à domicile

Quand mourir résonne avec pulsion de vie

5-7, rue de l'École-Polytechnique, 75005 Paris

http://www.editions-harmattan.fr

ISBN : 978-2-336-43092-8
EAN : 9782336430928

Caroline Depoix
Guillaume Lesein
Mélanie Bloque

Le mourir à domicile

Quand mourir résonne avec pulsion de vie

L'Harmattan

Remerciements

A notre chère collègue, le Dr Agnès CARNET, médecin, EADSP 28.

A Emmanuelle VIDON et Monsieur GOURGEON, pour leur relecture bienveillante.

-SOMMAIRE-

Introduction

« Pourquoi » une écriture à trois ?

Montaigne : *« Philosopher, c'est apprendre à mourir ».*

Freud : *« Chacun sait qu'il va mourir, mais nul n'y croit vraiment ».*

Qui sommes-nous ?

-Caroline, infirmière EADSP

-Mélanie, psychologue HAD depuis plus de 10 ans

-Guillaume, médecin HAD

Le soutien, le fait d'être là à tout moment pour chacun, cette cohésion sur des valeurs communes, ont permis de *créer ce lien* professionnel si particulier au sein de l'HAD.

Notre fil conducteur étant de « rester vivant » ; jusqu'au bout du bout…

→*Notre résilience*, les limites de l'extrême se repensant au quotidien…

Riche de nos rencontres patients/entourages, nous avons souhaité transmettre un message de vie, de dignité face à la mort à venir. Le mot clé étant ***la solidarité*** *créée au sein de notre équipe/approche pluridisciplinaire. Le patient et ses proches restant notre priorité.*

Dire, échanger, verbaliser autour de la mort nous semble une priorité sociétale, la pensée magique : « en n'en parlant pas, cela n'arrive pas » est pour nous mise de côté ; penser la mort, à contrario une réalité.

Sénéque : « Penser la mort, c'est penser la liberté ».

Victor HUGO : « L'inconnu absolu », cette limite d'une étape naturelle de la vie.

L'HAD (Hospitalisation à domicile)

Que cela signifie-t-il dans le contexte des soins palliatifs ?

-UN DROIT-

L'enveloppement comme accompagnement : un accompagnement à la maison, du mourir à venir, par une équipe, une présence soignante, bienveillante, à l'écoute, attentive du patient et de ses proches (HAD = charge affective pour l'entourage) tant par les paroles que par la présence (comme soulagement) et le partage des ressentis, amenant ainsi parfois une capacité à rebondir face au glissement engagé par le trauma de l'annonce de la maladie.

S'y ajoute, le traitement de la douleur (soulagement de la douleur).

Nous sommes tous dans l'illusion que la mort ne nous concerne pas, qu'elle est une irréalité, elle est devenue TABOU (cf Freud, Malaise de la société, Totem et Tabou).

Par ce livre, nous allons lui rendre hommage, lui redonner place au travers d'un *cheminement,* de sens, non oublié, afin qu'au moment T, l'effraction psychique/physique, la violence, la dimension réactionnelle, d'une annonce de maladie grave, apparaisse moins comme un « tremblement de terre ».

C'est ainsi *faciliter les échanges à venir sur la mort, sensibiliser...*

C'est *aider à la mise en mots des émotions et des souffrances, en tant que patient, proches...*

C'est avant tout ne pas s'enfermer dans un ON/OFF ; vie/mort…

Entre le rêve de ce retour à domicile, et le cauchemar ressenti sur certains instants... le professionnel est présent, nous sommes présents.

1) L'accompagnement en Soins Palliatifs : le holding soignant

Les soins palliatifs

**Définition*

« Les soins palliatifs sont des soins actifs, continus, évolutifs, coordonnés et pratiqués par une équipe pluri professionnelle. Ils ont pour objectif, dans une approche globale et individualisée, de prévenir ou de soulager les symptômes physiques, dont la douleur, mais aussi les autres symptômes, d'anticiper les risques de complications et de prendre en compte les besoins psychologiques, sociaux et spirituels, dans le respect de la dignité de la personne soignée ». (Définition HAS).

**Développement*

Les soins palliatifs sont dans *la continuité de la prise en charge* du patient. Ils englobent la *dimension d'équipe pluridisciplinaire* autour du patient, les regards croisés autour de lui.

C'est un temps très important dans la mise en mots puis en sens, du positionnement du patient quant à son devenir : « **être sujet et non objet** », « **être acteur de sa prise en charge** ».

La dimension « famille » est également très importante, dans une recherche *d'accordage* avec le souhait du patient. Le professionnel apparait alors tel un tiers dans la communication entre le patient et ses proches.

Une *disponibilité, une écoute, un caractère humble, un holding* (cf WINICOTT),* des soignants apparait nécessaire dans cet accompagnement « le mieux possible ».

L'hospitalisation à domicile et la maladie grave renvoient en effet le patient à des expériences propres à la première enfance et caractérisées par une *dépendance* extrême. On pourrait dire que l'ensemble des soins prodigués au patient est une forme de holding.

Il permet au patient de supporter son propre désespoir, la situation est toujours dramatique mais étrangement elle devient vivable. Être une épaule pour le patient, l'entourage, l'offre d'un temps régulier où le patient et son entourage se sentent entendus et compris.

Et quand on ne sait pas combien de temps il reste à vivre, cette présence à l'autre, cette capacité de prendre soin, est, ce qui peut rendre les choses *plus supportables*.

Est-ce au travers de la fonction « care » que les choses sont plus supportables ?

Avec ses notions de holding, nous allons montrer l'importance de **la présence** de l'objet (lien aux soignants), sa qualité et sa capacité à tenir le patient.

C'est la présence du soignant pour consolider l'*existence* du patient (« *le sentiment de continuité d'existence* »).

› Notre objectif étant de *« re-penser » le soin*

C'est la dimension d'accompagnement, de compagnonnage, « un faire commun » (S.TISSERON), une co-opération. Ainsi, qu'en pense, que dit notre patient ? Ses proches ? C'est ainsi une lutte contre le glissement de Sujet (subjectivité) à Objet de soin.

Le soignant apparait dès lors dans un accompagnement, il fait partie intégrante du quotidien de par le statut de domicile. Il se doit ainsi d'être attentif aux différentes émotions exprimées par le patient et son entourage. Il n'y a ainsi pas que les soins techniques qui prennent place. Parler n'est pas communiquer (ou alors de façon incidente, seconde) mais inventer, créer, combiner de façon nouvelle est dans un contexte de relation intersubjective).

C'est **le concept de créativité** qui prend dès lors tout son sens.

Il parait ainsi important de soutenir le patient et ses proches face aux situations difficiles vécues.

Cette fonction de holding (ajout handling* ; cf WINICOTT) amène au patient et à son entourage un ***sentiment de continuité d'être***, de **continuité d'existence** (réassurance), le portage ainsi a pour fonction éventuelle d'éviter au patient et ses proches d'interrompre ce sentiment d'existence notamment lié à **l'angoisse de perte** qui est sous-jacente lors de maladies graves.

L'action soignante découle désormais de **la place** accordée à l'Autre, de son ***écoute authentique*** dans une **continuité du lien** et non plus uniquement de son observation ou de la description du tableau sémiologique (le patient étant « sujet », singulier, et non objet).

La relation avec les soignants peut se centrer sur des moments de plaisir, d'échanges agréables et conviviaux, ou incarner un sentiment de protection, d'enveloppement rassurant. Les visites représentaient parfois l'évènement qui sortait de l'ordinaire dans une journée laborieuse et monotone, celui que les patients/entourage attendaient avec plaisir.

En conclusion, le holding soignant renvoie à ce qui est lié au portage symbolique, tant physique que psychique.

C'est une dimension protectrice et contenante du patient et de ses proches.

Le holding soignant permet ainsi d'établir une continuité dans le sentiment d'unité de soi (« être »).

***L'effroi devant l'avenir**, où comment *réinvesti*r un espace-temps limité.

L'accompagnement, c'est aussi relancer la vie mentale du patient, le re-narcissiser sur son être, transformer/sublimer les dimensions anxieuses, ce qui peut atténuer la douleur provoquée par la discontinuité des éléments de vie en lien avec la maladie.

C'est ainsi prendre en main la création de vie restante, afin de contrebalancer l'anémie d'être/d'existence bien souvent ressentie dans l'après annonce.

La pluridisciplinarité de l'équipe est très importante dans ce holding soignant, chacun apporte son savoir-faire, ses connaissances et ses sensibilités.

Nous constituons un système, lui-même agissant comme un tiers auprès du patient et de ses proches.

****« L'angoisse de mort » :*** le fantasme d'immortalité face à la fin du voyage, la mort…

Quand l'angoisse de mourir empêche de vivre... peur consciente/inconsciente...

L'angoisse de mort* (dictionnaire de la psychanalyse, Laplanche et Pontalis) est spécifique à chacun, elle découle de l'existence de représentations psychiques, symboliques et imaginaires de la mort dans une dimension personnelle, subjective.

Elle peut être envahissante, omniprésente ; « j'y pense tout le temps » nous verbalisent parfois les patients et leurs proches.

C'est la réalité de l'homme qui passe sous les arcades du temps, il n'y a ainsi pas d'Autre entre la mort et le sujet, seul devant le gouffre de l'irreprésentable.

Comment alors contenir, maîtriser celle-ci afin qu'elle ne déborde pas au quotidien ?

Se remobiliser sur la journée T, l'ici et le maintenant...

Un carnet de notes « Jour J » peut prendre forme dans le mouvement de recherche de cette **mobilisation/remobilisation** du quotidien : *être vivant*, phrase choc : « ne pas être mort avant d'être mort ».

> *« Toujours se rappeler qu'écouter, c'est donner. Pas seulement des réponses mais de la présence... Ce temps d'écoute préalable donne à nos réponses une authenticité, un poids et une efficacité accrue ».* C ANDRE

2) L'HAD et le domicile comme contenant émotionnel

Le domicile, riche et vaste sujet.

Notre maison nous enveloppe, nous réconforte, nous apaise.

Elle est le lieu ressource lors des moments plus difficiles.

Elle est porteuse de nos souvenirs par tous les cadres positionnés aux murs, les objets ramenés de certains voyages, ou ceux légués par nos proches…

La maison symbolise notre parcours de vie teinté de ces moments oscillants entre agréables et désagréables.

Comment alors ne pas entendre ce souhait de *mourir à domicile*, entouré de ces différents éléments…

Ce choix est porteur de sens, de réflexivité, telle une *enveloppe corporelle et psychique rassurante et réconfortante (moi-peau Anzieu).*

Il y a également dans cette perspective les proches, mais surtout nous souhaitons appuyer la notion de *cette maison ressource, qui ne peut être associée à un mourir seul* chez des patients isolés, parfois entendu dans nos projections soignantes.

Un parallèle peut être fait avec le concept de « moi-peau » d'Anzieu, le domicile reflétant ce *moi-peau rassurant* du premier objet maternel (portage symbolique du bébé).

Le domicile apparait dès lors tel un point d'appui qui étaye le patient, une valeur narcissique pour soi dans une continuité d'être (identité et maintien identitaire).

Ainsi chacun a une relation singulière avec son domicile, qui en conclusion fonctionne comme une enveloppe protectrice.

Le domicile a ce rôle d'*enveloppe*.

En conclusion, « Mourir chez soi : c'est peut-être vouloir garder sa place dans la vie de tous les jours, profiter de ce que l'on a construit, de son univers…, du quotidien… »

Le domicile, c'est une vie qui se poursuit autour de soi, l'environnement familier de notre maison nous protège, face à l'angoisse de la situation.

La maison représente ainsi notre habitat intérieur, une peau psychique, une enveloppe rassurante.

3) Des rencontres exceptionnelles et porteuses de sens

Nous allons vous présenter quelques vignettes cliniques qui ont teinté notre parcours professionnel dans la sphère des soins palliatifs.

Ces vignettes seront développées par nos regards, co-construits lors des prises en charge en Hospitalisation à Domicile.

›Mme L, des regards professionnels co-construits et un PROJET de vie

›Mme L et ses angoisses de retour à domicile, regard des premiers instants… (Entretien infirmier)

Deux visites d'admission auront été nécessaires avant de pouvoir organiser son retour. Je me souviens, Mme était reliée à deux pousses seringues électriques, associées à de multiples poches de perfusion, sonde nasogastrique en aspiration douce, allongée dans son lit. Son époux à ses côtés, petit bloc note à la main, ayant anticipé le maximum de questions.

Mme L exprimait une angoisse de retour, elle a d'ailleurs refusé dans un premier temps l'HAD. Il aura fallu des échanges, de la disponibilité, du lien, de la réassurance, de la confiance. Puis un jour, un appel du service oncologie, Madame est prête ainsi que son conjoint.

Durant ce temps d'hospitalisation en oncologie, Mme a pu bénéficier des interventions du biographe. Il était évident que cela se poursuivre au domicile. Une thérapie ? Peut-être… Poser les mots autrement…Tout en verbalisant qu'elle ne souhaitait pas à cet instant l'accompagnement de notre psychologue. Le cheminement était en cours…

La pression de la coordination du retour monte… Aucune erreur possible afin de ne pas rompre ce lien de confiance. Tout est anticipé, réfléchi, de la prescription médicale au tout petit bouchon de perfusion… le service oncologie est dans la même dynamique. Border au maximum afin de recréer ce sentiment de sécurité et une sensation d'enveloppement même loin d'un centre hospitalier.

Dans une énième conversation, M. parle de la Normandie, de la mer, de leurs souvenirs et de ce doux rêve discret, celui de son épouse… Voir la mer une dernière fois.

Un doux rêve ? Mais pourquoi pas ?

Un nouvel objectif pour l'équipe. Recherche active d'association, transport, financement, tout est en marche. On ne compte plus les appels, activation de tout le réseau.

Cela aura pris quelques semaines à tout coordonner mais tout est enfin calé. Le jour J sera un dimanche…Ce dimanche, en point d'accroche pour elle, pour lui, pour nous tous… On y croyait ! Mme est partie quelques jours seulement avant ce voyage.

Des sentiments qui se bousculent, tout en espérant qu'elle l'aura au moins imaginé…

Phrase clée : « *Tout ce qu'il reste à faire quand il n'y a plus rien à faire* » Osons vivre SFAP

›Mme L. et son désir de voir la mer une dernière fois... (Entretien clinique)

Nous rencontrons Mme L dans le cadre de sa prise en charge en HAD, avec souhait de décès à la maison. Madame a un cancer ovarien, évoluant depuis deux ans. Elle est âgée de 60 ans, très accompagnée par son mari et sa fille unique.

Madame nous verbalise rapidement un souhait de voir la mer une dernière fois. Elle apprécie ainsi énormément Cabourg, de nombreux souvenirs y sont associés, en famille.

Nous voici donc en quête de ce possible. Une recherche de transport adapté et de prise en charge financière prend forme par le biais d'une association.

Nous fantasmons avec Madame cette journée, la rêverie imagée prend place : « le son des vagues, le toucher d'un peu de sable sur ses mains... ».

Madame mourra quelques jours avant cette fameuse journée.

Une sensation de désespoir/tristesse/frustration apparait dans l'équipe, tel un double deuil : celui de Madame et de son projet.

Une recherche de sens dynamisante s'amorce toutefois : Et si Madame, en rêvant ce projet, n'avait pas déjà réalisé celui-ci ?

« La mort » pouvant être perçue également tel *un lâcher prise* possible face à l'enveloppement ressenti.

Ce lâcher prise en fin de vie, figurant *la dernière limite* vers la mort. Ce lâcher prise apparaît tant physique que psychique.

Un cheminement s'opère...

›M. P et M. H : souhaits de continuer d'exister tel un sujet (soins infirmiers non techniques, choix de parcours médical)

Ces patients mettent en exergue la nécessité de prendre le patient tél *un sujet* et non un objet de soin.

Ainsi l'accompagnement relationnel lorsque nous sommes soignants est une priorité : *prendre le temps* de s'assoir auprès du patient et de ses proches, prendre des nouvelles sur ce que nous nommons *l'actualité psychique*.

Cela fait sens avec le travail du soignant en parallèle avec la dimension « clinique » du psychologue clinicien.

Ainsi, c'est être étymologiquement « au pied du lit du malade », à l'écoute de la subjectivité du patient, de nôtre subjectivité face à l'histoire individuelle du patient.

›Mme M, du COVID ressenti au cancer pulmonaire stade 4

Mme M et la sidération de l'annonce (entretien infirmier).

Comme d'habitude, tout commence par un appel.

Cette fois, un appel d'une infirmière du service de pneumologie. Elle ne donne que très peu d'information, parle uniquement d'une prise en charge palliative sur un cancer pulmonaire avec un désir fort de retour à domicile. Comme à chaque fois, je prépare mon grand sac noir, je prends soin de rechecker mes documents un par un. Tout est prêt, je suis « opérationnelle », c'est parti. Je me rends sur place sans vraiment savoir à quoi m'attendre.

Je me souviens ressentir une tension de surcharge de travail, voir les soignants courir partout, pas du tout en capacité de recevoir mes questions pourtant si nécessaires à la continuité des soins et surtout à la constitution de son dossier d'admission. Je fais exception et je décide de me rendre directement dans la chambre de Mme M.

Je comprends immédiatement que cette rencontre restera... Comment l'expliquer ? Incapable de le dire et encore maintenant...Juste ...Ce regard ... Un mélange de sidération, de tristesse, de peur. Ça ne s'explique pas.

Mme M était jeune, d'allure sportive. Elle était assise en tailleur sur le bout du lit, lunette oxygène en place, on percevait un tirage respiratoire qu'elle essayait de maitriser en se concentrant.

Son mari, quant à lui était debout, faisait des aller/retour entre la fenêtre et la porte. On le sentait dans le « combat » contre la maladie, il était très acteur dans son retour et très enveloppant avec son épouse. Il s'accrochait aux séances de chimiothérapies qu'il disait « *agressives* ». Je me souviens qu'il répétait ce mot, me laissant même douter du caractère palliatif de la prise en charge. Un agenda en support, où il notait au fur et à mesure les rendez-vous que lui transmettait l'interne. Tout était maitrisé, contrôlé, de l'organisation de la maison avec ces deux enfants aux séances de chimio en incluant ces jours de présence sur Paris pour son travail.

Mme M. était silencieuse, très en retrait, elle n'aura lâché que cette phrase durant tout l'entretien « *Je pensais vraiment que c'était le covid, je ne comprends pas, je fais du sport, je ne sors jamais, je ne fume pas, je ne bois, je ne comprends pas* ». Personne ne fut capable de répondre, laissant planer un lourd silence… Mme M. fait partie de ces rencontres exceptionnelles.

Entretien clinique

Nous rencontrons Mme M après un diagnostic posé de cancer terminal stade 4.

Mme est sous oxygène, alitée, à son domicile. Son mari travaille sur Paris, elle a deux enfants, pré-adolescent et adolescente.

Mme est toujours sous chimiothérapie curative. Elle se questionne sur son devenir et nous questionne.

Le lien avec le service d'oncologie apparait alors primordial.

Comment cheminer sur une perte à venir, à 40 ans ?

Comment ne pas ressentir d'injustice ? De colère ? Face à cela…

Un accompagnement prend forme avec sa fille adolescente : sphère A positive, sphère B négative…

Des photos sont mises sur les murs de sa chambre, symbolisant des temps concrets comme points sur lesquels s'accrocher : le mariage de sa maman, sa naissance à elle…Le tout dans une amorce de *travail psychique de pré-deuil.*

Mme décèdera à l'hôpital quelques semaines plus tard.

›Mme S et l'aurevoir symbolique travaillé psychiquement avec ses enfants

« *Une leçon de vie* », Première *rencontre IDE*

Nous commençons à tisser des liens avec le service oncologie. Les médecins apprennent à nous connaitre, nous font confiance, la « bed manager » prend toujours le temps de débriefer autour de petit temps informel, des amies IDE datant parfois de classe prépa. Une amitié pour l'une d'entre elle de 20 ans qui facilite beaucoup les échanges….

Cette fois, je croise K (médecin avec une grande expérience des urgences notamment des sorties SMUR) à la porte de la chambre de Mme S. On croise notre regard, un temps d'arrêt puis je vois ses larmes coulées, elle baisse légèrement la tête vers le bas … j'imagine par pudeur. Elle me dira simplement « *Prépare toi, c'est très dur* » Ces mots que ne prononçaient pas une femme si forte, aguerrie aux situations difficiles, résonnent et me plongent dans un « beug » intellectuel.

C'était une chambre avec un système de double porte, 1er sas permettant d'enfiler une surblouse, certainement dédiée aux patients en aplasie. Ce ne fut pas le cas de Mme S. Signe du destin, peut-être…Cette petite pièce me permettra de respirer un bon coup avant de débuter cette visite.

J'ouvre délicatement la seconde porte ne sachant pas exactement quelle situation j'allais découvrir, toujours en gardant dans un petit coin de ma tête les larmes et les mots de ce médecin.

Je me souviens d'une vision, une seule. Celle de cette petite fille blonde couchée sur le ventre de sa mère. La sensation que le temps s'arrête. Impossible de dire combien temps, certainement quelques secondes, pas plus, mais avec le recul, c'est cet instant de vie qui restera, comme capté symboliquement d'une photo.

Le petit garçon était quant à lui, assis sur le bord du lit, le papa préparait le jeu de société tout juste ramené de la maison.

Dans cette chambre se déroulait une scène de vie du quotidien, celle d'une famille. La maladie était bien présente mais en même temps elle n'existait pas vraiment. Son époux ainsi que les enfants parlaient librement. Toute la famille était consciente d'une fin proche. Ils croquaient la vie à pleine dent et en savourer chaque second ensemble. Une expression devenue réelle.

Deux petits tellement plus grands.

La petite fille serrait très fort sa maman par le ventre, tellement fort, que Mme S a ressenti des douleurs. Mais peu importe, elle lui demanda de continuer.

C'est la première fois, où intérieurement, je ne savais plus. Les larmes montées, la gorge se serrait.

Comment faire ?

Seule option trouvée à cet instant, faire semblant de chercher du gel hydro alcoolique, la tête au fond du sac, j'essuyais alors discrètement une larme. Mais pas le choix, il fallait se ressaisir quitte à exploser de l'intérieur.

Dans la conversation, Mme S, parlait ouvertement de ces dernières volontés et de son désir de partir entourée des siens mais en établissant clairement ses limites. Ses limites sont celles de ses enfants.

Son époux lui a promis à cette occasion de demander un transfert si cela n'était plus « gérable » pour leurs enfants au domicile.

Elle parlait de son travail, de son combat contre ses deux autres cancers, de sa vie en rémission, de ses courses à pied puis de la rechute.

Des pleurs beaucoup de pleurs puis le quotidien des enfants reprend le dessus. Celui d'un petit garçon qui souhaitait profiter du jeu de société rapporté par son papa.

La conversation des « grands » avait assez duré, il paraissait évident de les laisser profiter.

Je repars comme je suis arrivée sur une jolie scène de vie, celui d'une famille lambda.

Je quitte le centre hospitalier chamboulée, à ne plus retrouver mon véhicule sur le parking.

J'appelle le premier numéro trouvé sur mon portable professionnel, il s'agissait de ma collègue secrétaire. Essayant tant bien que mal, de partager, décharger sur cette belle leçon de courage et de vie.

La dimension « équipe pluridisciplinaire » prend alors toute sa place. Le soutien d'une équipe est fondamental … C'est la naissance des « petits b ».

Phrase clé :
*Mes derniers jours, je veux **les vivre**
*Je ne veux pas **les compter** – *Osons vivre avec les soins palliatifs – SFAP*

« Processus de créativité et sublimation (dictionnaire de la psychanalyse) dans l'accompagnement psychologique »*

› concept de pré-deuil symbolique

Mme S a deux enfants et un conjoint. Ils vivent dans une jolie maison, en travaux.

Tous sont conscients du mourir à venir de maman/conjointe.

Des temps réflexifs prennent forme sur la transmission avant ce mourir, les dons possibles (peluches symboliques notamment).

L'idée des bracelets finit par émerger de nos échanges, chacun ayant *un bracelet* symbolisant *le lien continu* avec maman (mis dans une petite boîte sécurisée pour chacun des enfants).

›Mme W et une souffrance sociale

Les soignants interpellent la psychologue sur un mal être de Mme W.

Après échanges avec Mme W, ressort une inquiétude financière envahissante.

Un lien avec l'assistante sociale prend forme, permettant ainsi à Mme de s'apaiser, laissant l'assistante sociale porter ce poids de la sphère financière.

Cette vignette clinique exprime le fait d'être vigilant à toutes les souffrances possibles.

Phrase clé, LEONETTI : qui évoque CICELY : « la souffrance ne se résume pas à la douleur physique et en fin de vie, CICELY a décrit cette réalité de « **souffrance globale** » qui traduit un inconfort majeur psychique et physique.

› O, accompagnement/ « portage », nôtre petit prince

O est âgé de 3 ans lorsque nous le rencontrons à son domicile avec sa famille, ses parents, et ses deux frères. C'est le petit dernier de la fratrie.

La famille est très unie autour de lui.

La temporalité vivre/mourir est annoncée limitée dès notre prise en charge en HAD.

**Temps d'entretien clinique*

Des temps d'entretiens cliniques prennent forme au décours de la prise en charge d'O, dans une mesure symbolique, une présence, une contenance à cet impossible : « perdre un enfant » ».

Mettre des mots sur un « irréel », un « irreprésentable » afin de ne pas vivre seul cet événement tellement douloureux.

O reste présent quelques temps avec nous, c'est « un battant », « un fort tempérament », il passera ainsi son anniversaire : ses 4 ans.

L'été est là, la vie à la maison, le passage des proches, des amis…

La rentrée semble être le moment le plus propice pour O dans la dimension du lâcher prise…

Finalement, une dégradation importante de son état/ maladie qui flambe ? a lieu un week-end d'août…

Je me rappelle arriver le lundi matin et être informée très rapidement par Guillaume de l'état d'O.

Un SMS de la maman arrive quelques minutes ensuite, je passerai le voir sur le temps du midi de ce lundi.

La porte d'entrée est ouverte par le papa d'O.

Nous arrivons dans la pièce de vie où est installé O.

La maman verbalise de suite au papa, la fin de vie d'O, O vient de donner son dernier souffle…

Appeler Guillaume devient un point d'accroche rassurant pour moi dans nos valeurs communes de nos accompagnements HAD afin qu'il puisse venir acter le décès et « détechniquer » O.

O pouvant ainsi reprendre possession de son corps.

Guillaume sera également ressource lors de ma « sortie » du domicile avec Caroline, deux temps de verbalisation, d'échange par téléphone (ne pas être seule), deux regards accompagnants, nécessaires pour « reprendre » la journée… après ce moment de sidération de vie…

**Temps de supervision/analyse clinique/ temps de reprise*

Être là dans ce moment si intime, une présence contenante, rassurante ; O ne laisse ainsi pas ses parents, ses frères, ses grands-parents paternels seuls…

Ce ***dedans/dehors***, très intense, a une valeur symbolique dans l'« être là ».

Les pleurs sans bruit deviennent dès lors contagieux dans un regard d'humanité.

Une béquille, une guidance quant aux étapes à venir peuvent être mise en mots, pas à pas…

Un *portage* prend sens…

**Empathie puis Compassion, passer de la vie à trépas dans nos accompagnements*

La compassion soignante, et non la contagion affective parfois entendue dans la recherche de distance, de « juste place » ; c'est l'**accueil** de l'autre en état de souffrance, c'est accueillir ses angoisses. Le patient, ses proches ne portent plus seuls leur souffrance (dimension de solitude ressentie), un autre est là, l'entend, l'écoute, la porte également, cela prend tout son sens.

« Ce qui souligne l'idée que si la compassion est une réponse émotionnelle à la détresse d'autrui, elle est peut-être la seule à pouvoir nous positionner de façon positive face à une telle situation ; positive au sens où la détresse d'autrui, plutôt que de nous accabler, nous inspire le désir de l'aider. » *l'Encyclopédie philosophique*

› M. M et son projet de mariage

Nous voilà en décembre, les fêtes de fin d'année approchent.

Le service admission est contacté par le Centre Hospitalier de Nantes. Il s'agit d'une demande pour un jeune homme en soins palliatif d'un ostéosarcome. Il vit avec son conjoint dans un petit appartement à Nantes. Un logement typique à tous les centres ville mais peu adapté face à l'évolution d'une maladie.

Un projet d'un retour en Eure et Loir dans la maison familiale est alors envisagé. La maman de ce jeune homme a pu bénéficier d'un bel élan de solidarité, le don de congé par l'ensemble de ses collègues. Ce qui lui aura permis d'être à ses côtés jusqu'au bout.

Je me souviens de cette maison, loin de nos locaux. Il faisait nuit, la route fut longue… un cerveau sans cesse en réflexion mais un temps nécessaire à la concentration et à la préparation de cette rencontre.

Une rencontre forte en émotion face à cet homme fort et digne.

Je me souviens de cet accueil chaleureux, Mme B. m'accompagne jusqu'à leur salon où je retrouve son fils confortablement installé sur le canapé.

Ce qui me frappa tout d'abord, c'est ce visage d'enfant si précocement abîmé par les effets des chimiothérapies.

Il prend les devants naturellement, doucement, … me raconte spontanément son histoire, son parcours… Les premiers symptômes, au diagnostic puis l'annonce de l'échec thérapeutique. Toujours très digne, aucune sensation de colère. La voix calme, douce. Tel un guide. Un guide d'ailleurs de profession…

Cette évaluation d'admission se déroula différemment. A l'inverse de mes habitudes. Peu importe…

Il rajoutera pour conclure notre rencontre… qu'il a fait une demande auprès de son oncologue, celle de ne pas interrompre le traitement pour le moment et de poursuivre la cure jusqu'à la date de fin du planning de soins malgré les derniers résultats... afin d'espérer de faire LA dernière rencontre … la naissance de sa nièce.

Son papa préféra marcher le temps de ma visite dans son jardin…

Mme B me raccompagnera jusqu'au portail tout en parlant du courage de son fils et exprima à cette occasion, ses propres angoisses. Comment « appréhender ces montagnes russes d'émotions ? »…

Celle de la vie à travers la naissance imminente de sa première petite fille et en parallèle celle de la mort par la perte à venir de son fils.

Je lui promets que nous allons les aider et les accompagner.

La pluridisciplinarité de l'équipe prend alors tout son sens.

Je reprends donc ces longues lignes droites de campagne. Je profite de ce temps de trajet pour immédiatement prévenir Guillaume… afin de l'informer de cet échange mais peut-être aussi une manière inconsciente de partager cette pression de répondre et cibler au mieux aux attentes et besoins de cette famille en souffrance.

La naissance de ces « regards croisés »...

Ce M. passionné de sport

Choisir « sa mort », plus exactement son enterrement.

Grand chef d'entreprise, fan de sport, ce Monsieur a mis en scène, en co-construction lors de nos rencontres, son enterrement à venir.

Les musiques étaient choisies, les écrits à lire, les personnes présentes ou non ; un véritable accompagnement vers la paix intérieure, affronter la mort avec moins d'angoisse, plus de sérénité, voilà ses mots.

Les refus…

Les refus de soin, les refus de prise en charge psychologique prennent forme également parfois lors de nos rencontres avec les patients…

Quelle réaction cela réveille en nous ?

Dans un premier temps, cette impuissance face au refus, peut réveiller une hyperactivité de notre part… une multitude de proposition…

Cela fait face à notre souhait de soignant d'être là dans l'action, réparer quelque chose ?

Un *travail d'acceptation* de ces refus doit pouvoir prendre place…

Être là, c'est accepter le refus également du patient… c'est entendre ce refus tel un **positionnement acteur** du patient, le patient reste SUJET.

4) Une réflexion à tendance philosophique sur le sens de la vie : « les petits b », la notion de spiritualité.

Les petits b

Nous sommes tous conscients que le grand B (bonheur), n'existe pas. Toutefois, parfois nous oublions que des moments, infimes soient-ils peuvent nous réanimer psychiquement et amorcer une pulsion de vie, une envie de vivre malgré des situations délicates, porteuses de morbidité à venir.

C'est ainsi qu'est né le processus réflexif des petits b au sein de notre équipe, un sourire, une pensée positive, le partage d'un souvenir. Nous avons ainsi déplacé cela dans nos entretiens auprès des patients et de leurs proches, ce qui a tout de suite pris place dans leur cheminement personnel.

La spiritualité (religion, foi, croyance…)

Ne sais-tu pas que la source de toutes les misères pour l'homme, ce n'est pas la mort, mais la crainte de la mort ? (Epictète)

Les soins palliatifs doivent s'adapter à la culture et à la spiritualité des familles.

Le soignant peut être témoin de cette recherche de sens mais il peut difficilement accompagner cet aspect de la spiritualité du patient seul.

Ce qui relève du culte, du rituel ou des croyances est *un choix personnel.*

Des liens avec des tiers « ressources » peuvent ainsi prendre forme en fonction de ces choix… : les rites, la foi chrétienne, un aumônier…

Cela peut-être également une façon dont on voit les choses et les perçoit, une philosophie : ce qui nous anime psychiquement (qu'est ce qui nous guide ? vers quoi on va ? À quoi on aspire ?, qu'est ce qui nous donne de l'espoir ? …).

L'art peut être aussi une forme de spiritualité.

Une créativité singulière

L'outil thérapeutique du « petit carnet de petits b » appuyant cela, tel un bilan de chaque journée passée, en lien avec la célèbre phrase de Jean BERNARD : « Ajouter de la vie aux jours lorsqu'on ne peut plus ajouter de jours à la vie »

Proposition d'une ouverture réflexive sur *la dimension de consolation* décrite par C. ANDRE et *« ses petits bouts de bonheur » :* être-là, la consolation ne vise pas à supprimer la peine, mais à la rendre supportable.

Quels sont les éléments qui peuvent égayer votre journée ? (Un rayon de soleil, la douceur d'une fleur, son odeur, la venue des petits-enfants, un sourire...)

Le processus de sublimation

Sublimer, tel est le mot clé également dans le processus réflexif...

Le média tiers de sublimation est personnel, il **se pense, et panse**...

Dans nos accompagnements, amener le patient, le proche, à cette pensée, ouvre un regard apaisé.

De quel média parle-t-on ? l'Art (au travers de **l'Art-thérapie** notamment dans un mouvement de *décharge émotionnel*), le Yoga ? la Marche ? la Lecture ? en fonction des possibles... Le jardinage... tant entendu des proches, dans une *ressource aux racines, à la Terre, à l'existence...*

5) Le travail psychique de l'après

Processus psychique de deuil, processus psychique de perte

La révolte apparait dans un premier temps, parfois pour faire suivre ensuite la dépression. C'est un lien arraché puis un souvenir apaisé…

Dans tout deuil n'y aurait-il pas un temps mélancolique, une part mélancolique ? à laisser s'exprimer dans un premier temps…

Chacun ensuite va devoir inventer quelque chose à partir de lui-même pour redonner une forme vivable à la vie, c'est ainsi apprendre à vivre avec une partie de soi endeuillée et une partie de soi tournée vers la vie.

Un deuil n'est d'ailleurs jamais fini. Il se ravive et se poursuit au gré des événements de la vie, des dates anniversaires…

Il ne faut pas oublier cette force de vie qui habite au fond des proches, ces proches qui vont au plus profond d'eux-mêmes pour retrouver le vivant et déployer leur créativité psychique au travers des accompagnements psychologiques.

Mettre des mots, permet de re-activer le *processus de pensée*, processus psychique de deuil.

Cela amène du *tiers* dans la sidération créée par la perte.

C'est dans un premier temps reconnaitre la réalité de la perte, l'accepter, puis amener à la dimension de nouveaux investissements.

Comment tenter de représenter l'irreprésentable ? Par le processus de créativité (« capacités créatrices »), l'investissement de nouveaux objets, les personnes ressources, les lieux ressources… c'est la création d'un **ailleurs psychique… la construction d'un projet…**

Les mots clés apparaissent ici : amorcer la *capacité de rêverie, la capacité de figurabilité*.

« Le deuil accompli conduit à ce que l'on puisse jouir à nouveau de la vie. On acceptera que l'on a une vie devant soi » (EIGUER).

› M. L et les images traumatisantes de l'après

Ouverture : Poème sur l'arbre, Winnicott : « J'ai appris à la faire sourire, à arrêter ses larmes, à guérir sa mort intérieure ».

Comment amener le proche à « guérir » sa mort intérieure lors de la perte d'un proche ?

Comment amener ce proche à être le moins « abimé possible » dans son deuil ?

L'HAD et le mourir à domicile impactent l'entourage sur des images qui peuvent restées « traumatisantes » suite au décès du patient/patiente, ces images peuvent hanter durant des semaines la journée et/ou les nuits des proches.

Un accompagnement psychologique sur le processus de deuil/perte prend tout son sens (accompagnement post-HAD 1 mois)

Le processus psychique de deuil/perte : amener le proche à intérioriser la perte, dans une continuité de lien psychique (« on ne peut pas toucher le mort physiquement, mais psychiquement, OUI-souvenirs- »)

Ce temps de travail psychique de deuil est amorcé par les proches en présence de la personne en fin de vie.

› Mme T et la continuité de vie auprès des petits-enfants

Je rencontre Mme T dans le cadre d'un suivi deuil, ses premiers mots sont touchants : ancienne aide-soignante, elle souhaite continuer à vivre après la perte de son mari, décédé à la maison.

Elle souhaite vivre entourée de ses petits-enfants, pulsion de vie.

Un projet « vacances à la Toussaint » se dessine... Et l'anime dans ce processus de perte/deuil. Bilan d'une vie passée, à « gâter » ses petits-enfants avec son époux.

Aucun regret, des bons moments passés, des moments plus durs, mais une vie qui a filé à une vitesse...

L'avenir « ce sont mes petits-enfants »...

Accompagné de leur mamie, et de leur papi « au ciel » (petit garçon de 4 ans).

Que serait ainsi la vie sans la mort et inversement...

6) La prise en charge de la douleur dans la sphère des soins palliatifs

La douleur est une **douleur globale**, elle englobe tant le physique que le psychique que le social (difficulté financière par exemple).

Nous sommes là soignants pour proposer un apaisement de cette douleur à travers différents média :

-Traitements non médicamenteux (psychothérapie, accompagnement psychologique, musicothérapie, art-thérapie, ...

-Traitements médicamenteux

Tout est possible, une ouverture d'esprit est nécessaire dans le champ de la douleur en soins palliatifs.

7) **Le travail de réseau**

L'accompagnement en soins palliatifs n'est pas à faire seul, la dimension d'équipe est importante, ainsi que la dimension d'inter-équipe.

Ainsi il existe des *équipes départementales en soins palliatifs, des équipes mobiles en soins palliatifs et des unités d'hospitalisation en soins palliatifs.*

C'est ainsi une **grande famille** soignante pleine de ressources et de possibilités dans l'accompagnement des patients en soins palliatifs.

8) L'accompagnement en soins palliatifs : ressentis de soignants/questionnements

→ *Comment « tenir bon » : peut-être se créer un espace ressources ? Décoration, jardinage, sport…*

***La disparition, ressentis de soignants**

Comment « tenir » face aux pertes successives de nos patients ?

Répétition, remémoration, élaboration… sont les mots-clés nécessaires dans notre cheminement quotidien.

En écho se joue notre propre disparition…

Comment penser la mort, comment entrer dans un processus de deuil au même titre que celui qui suit la mort dite naturelle à travers l'évolution d'une maladie ?

Les temps d'analyse de la pratique professionnelle, de supervision ont une fonction également préventive.

La notion de temporalité

Le travail psychique qui fait suite à la « perte » réelle, s'organise dans une **temporalité spécifique** pour chaque sujet, **une temporalité subjective**.

Il n'est pas rare de revoir apparaître dans nos esprits, un retour de prénom/nom lié à nos rencontres patients.

Cette mémoire apparaît avant tout comme <u>personnelle</u>.

Un parallèle peut être fait avec **les deuils pathologiques** par ailleurs, le deuil ne pouvant s'élaborer, il reste actif, émotionnel. Freud parlant ainsi très bien de « Mélancolie » en ce sens (*perte d'une partie de soi-même*) dans son livre Deuil et Mélancolie.

Il est alors observable au niveau de soignants qui gardent en tête, dans un mouvement envahissant, la perte d'un patient, tel un proche, en pleurs même plusieurs années après en évoquant la perte.

La création, le travail de pensée que suscite la confrontation à la mort

Cette perte doit solliciter **la créativité** pour que l'impression de vide ne se constitue pas et nous absorbe ensuite.

La perte doit être transformée par la pensée afin de recréer l'autre, comme « existant ».

Sur- investissement dans l'accompagnement

Nous pouvons observer chez nous soignants des mouvements de **sur investissement** dans nos accompagnements, en **lien transférentiel** avec nos patients, leur proche.

Est-ce lié à des mouvements de souhait de réparation, de leur détresse insupportable/non vivable, d'apaisement de celle-ci ?

Nous observons ainsi une lutte contre les angoisses archaïques, un instinct de survie psychique. C'est ainsi rester humain dans l'extrême des situations en développant soit une empathie exacerbée, soit un rejet, une mise à distance de cette angoisse de mort, du mortifère au travers des prise en charge.

Une philosophie de soins

Que penser de l'impact de notre vie professionnelle sur notre vie personnelle ?

**Identification inconsciente aux « fantômes » et résonnance, en écho au deuil pathologique parfois des proches*

Le soignant doit rester à sa juste place mais cela est parfois complexe, en effet, les divers personnages de l'histoire des patients/proches peuvent tour à tour être aussi, ou en partie, le reflet de notre propre vie/vie psychique (effet miroir).

Abraham et Torok évoquent notamment les notions de **Crypte et de Fantôme, d'identification endocryptique***...

La mort du patient pourrait – elle, être susceptible d'affecter notre psychisme, autant que si cela était une de nos propres expériences.

Les images restantes pouvant être refoulées jusqu'à une apparition lors d'un élément qui y ferait écho ?

Les points d'accroche soignants… en lien avec notre peinture de couverture

Questions ouvertes aux équipes…

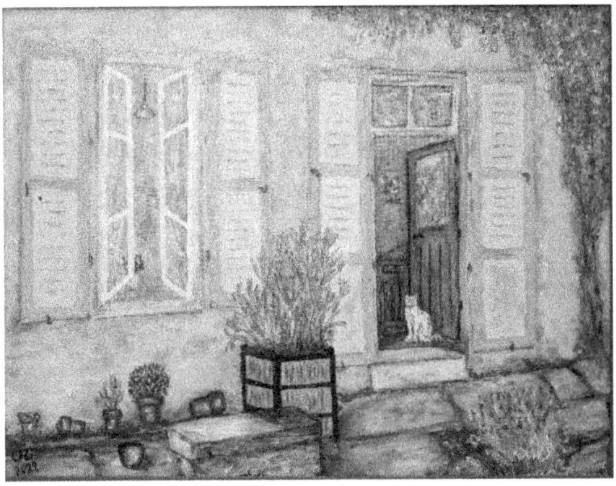

Nos espaces ressources…

Lesquels sont-ils ?

notre domicile

notre vie de famille

nos animaux

la méditation

les activités extérieures

notre lien social

*…

CONCLUSION

La compassion est la ligne conductrice de nos accompagnements, elle rejoint l'empathie « maternelle », « primaire », au *portage symbolique soignant.*

Dans notre accompagnement, c'est en premier un **d'abord être** avant d'être un patient ou un proche, dans une modalité d'interaction d'être un avec l'autre, ce qui amènera des phénomènes de co-pensée de par une sécurité du cadre et de l'environnement que nous proposons en HAD.

Cette sensibilité soignante, *d'écoute et d'adaptation sensible*, a comme idée d'offrir un accompagnement *le mieux possible* aux patients et à ses proches, dans un partage d'intimité, une préoccupation et une sollicitude constante.

Nos accompagnements amorcent une véritable *aire transitionnelle* d'échanges, de communication, où s'élaborent des *émotions communes.*

En conclusion les mots clés de notre accompagnement dans la sphère des soins palliatifs sont :

***Humilité**

***Disponibilité**

***Ecoute**

***Présence**

***Empathie**

***Travail en réseau**

C'est ainsi aider à mieux vivre, ce chapitre de vie, en cherchant, inventant, innovant, créant une continuité de vie dans le lien relationnel.

D'autres points seraient à cheminer…

**l'acharnement thérapeutique*

**la notion d'éthique*

**l'évolution de la loi sur la fin de vie….*

Peut -être sur un complément d'écriture…

Ouverture réflexive : Penser la mort/Panser la mort

***L'accompagnement jusqu' où ?** Il n'y a pas de limites, tout est à créer, accompagner le proche à dire au revoir, tenir la main, une main posée sur une épaule… « Être là » …*

***Les espaces ressources** des soignants sont nécessaires pour continuer dans ce travail.*

***La douceur** doit faire partie de notre quotidien.*

Les liens d'amitiés, d'amour, d'affection aident à vivre face à l'angoisse de la solitude/ du mourir, envahissante parfois.

› Ecrire ces expériences de vie/de mort, c'est donner un sens à notre vie professionnelle, l'accompagnement étant lié au don/contre don de Victor HUGO : « Donner et recevoir, c'est faire vivre l'âme ».

*› Ecrire ces expériences c'est également un partage relationnel, dans l'interaction de la relation, un sentiment de réciprocité d'être. Nous sommes tous et toutes être de relation. C'est redonner à la mort une place naturelle. C'est accompagner le quotidien et la maladie. Le tissu de relations humaines, étant **l'ancrage** dans la vie.*

› Ce sont des rencontres authentiques, des échanges authentiques, avec les patients, leurs proches, un partage d'émotions. Le professionnel étant « quelques pages » dans l'écriture de l'histoire en fin…

› Ecrire cet ouvrage c'est aussi remettre la mort dans une continuité de vie… sans TABOU… dans nos échanges du quotidien.

› C'est ainsi dédramatiser « le temps mort ».

Partager

Parler, Penser, Panser la Mort

-ANNEXES-

Phrases clés : « Ne pas être mort avant d'être mort. »

LEONETTI : « la fin de vie est un moment exceptionnel d'échanges, de confidences, de messages, de réconciliations aussi utiles à l'apaisement des derniers instants des malades qu'à la capacité de faire leur deuil pour les survivants ».

L'accompagnement en Soins Palliatifs : « La clinique de l'extrême »

Les soins palliatifs, c'est la notion de l'extrême, cela nous confronte à des situations qui sont aux frontières :

- de ce qui est **pensable**
- de ce qui est **symbolisable ou subjectivable**
- de ce qui est **partageable**
- ou encore et surtout : de ce qui est **aux frontières de l'humain**, car c'est bien la question qui traverse comme un fil rouge ces cliniques, qui interrogent inévitablement l'appartenance à l'humanité.

(Dire L'Indicible, de Simone KORFF-SAUSSE)

Glossaire*
***Angoisse de mort** : l'**angoisse** existentielle face à notre destin ; la peur de la **mort** se rapporte à la perte de l'objet. C'est à dire à la perte de soi. Le sujet. Il s'agit donc de la peur d'être anéanti.
***Holding, WINICOTT** : ensemble des **soins** de la mère donnés à l'enfant pour répondre à ses besoins physiologiques (portage, « mère suffisamment bonne »)
***Handling, WINICOTT** : toutes les **manipulations** (corps) dont fait l'objet le bébé.
***Identification endocryptique** : L'identification endocryptique est un fantasme d'identification occulte à la vie d'outre-tombe de **l'Objet perdu**.
***Sublimation** : Processus postulé par Freud pour rendre compte d'activités humaines apparemment sans rapport avec la sexualité, mais qui trouveraient leur ressort dans la force de la pulsion sexuelle. Freud a décrit comme activités de sublimation principalement **l'activité artistique et l'investigation intellectuelle**. La pulsion est dite sublimée dans la mesure où elle est dérivée vers un nouveau but non sexuel et où elle vise des *objets socialement valorisés*.

-BIBLIOGRAPHIE-

*auprès des enfants, processus de perte/deuil : **Si on parlait de la mort** (Dolto) et **« Tu vivras dans nos cœurs pour toujours »** (Britta Teckentrup)

Lectures en lien avec cet ouvrage

LIVRES - ARTICLES

**L'âge et le principe de plaisir*, de Gérard LE GONES

**Vivre avec sa mort, de Françoise GLORION*

**Empathie, une passion qui tue, de Paul BLOOM*

**L'inconscient de la maison, EIGUER*

**Ouellette-Dubé, Maude (2019),«Compassion (A)», dans Maxime Kristanek (dir.), l'Encyclopédie philosophique*

**Freud, Totem et Tabou*

**Abraham et Torok, Crypte et Fantôme en psychanalyse,*

**Anzieu, Le Moi-Peau*

Ce livre est dédié aux patients, proches ; à notre collègue médecin, Agnès CARNET, de l'équipe des soins palliatifs d'Eure et Loir (EADSP), décédée en août 2022.

Structures éditoriales du groupe L'Harmattan

L'Harmattan Italie
Via degli Artisti, 15
10124 Torino
harmattan.italia@gmail.com

L'Harmattan Hongrie
Kossuth l. u. 14-16.
1053 Budapest
harmattan@harmattan.hu

L'Harmattan Sénégal
10 VDN en face Mermoz
BP 45034 Dakar-Fann
senharmattan@gmail.com

L'Harmattan Cameroun
TSINGA/FECAFOOT
BP 11486 Yaoundé
inkoukam@gmail.com

L'Harmattan Burkina Faso
Achille Somé – tengnule@hotmail.fr

L'Harmattan Guinée
Almamya, rue KA 028 OKB Agency
BP 3470 Conakry
harmattanguinee@yahoo.fr

L'Harmattan RDC
185, avenue Nyangwe
Commune de Lingwala – Kinshasa
matangilamusadila@yahoo.fr

L'Harmattan Congo
219, avenue Nelson Mandela
BP 2874 Brazzaville
harmattan.congo@yahoo.fr

L'Harmattan Mali
ACI 2000 - Immeuble Mgr Jean Marie Cisse
Bureau 10
BP 145 Bamako-Mali
mali@harmattan.fr

L'Harmattan Togo
Djidjole – Lomé
Maison Amela
face EPP BATOME
ddamela@aol.com

L'Harmattan Côte d'Ivoire
Résidence Karl – Cité des Arts
Abidjan-Cocody
03 BP 1588 Abidjan
espace_harmattan.ci@hotmail.fr

Nos librairies en France

Librairie internationale
16, rue des Écoles
75005 Paris
librairie.internationale@harmattan.fr
01 40 46 79 11
www.librairieharmattan.com

Librairie des savoirs
21, rue des Écoles
75005 Paris
librairie.sh@harmattan.fr
01 46 34 13 71
www.librairieharmattansh.com

Librairie Le Lucernaire
53, rue Notre-Dame-des-Champs
75006 Paris
librairie@lucernaire.fr
01 42 22 67 13

www.ingramcontent.com/pod-product-compliance
Lightning Source LLC
LaVergne TN
LVHW051633071026
849535LV00009BA/3560
* 9 7 8 2 3 3 6 4 3 0 9 2 8 *